AF502430

NOTE

SUR

L'APHONIE CONSÉCUTIVE

A LA LIGATURE

DE L'ARTÈRE CAROTIDE

PAR

LE Dr J. EHRMANN

ANCIEN PROFESSEUR SUPPLÉANT ET ANCIEN CHEF DES TRAVAUX ANATOMIQUES DE L'ÉCOLE
DE MÉDECINE D'ALGER, MEMBRE CORRESPONDANT DE LA SOCIÉTÉ IMPÉRIALE DE CHIRURGIE
DE PARIS ETC.

PARIS

J. B. BAILLIÈRE ET FILS

LIBRAIRES DE L'ACADÉMIE IMPÉRIALE DE MÉDECINE

rue Hautefeuille, 19.

1866.

NOTE

SUR

L'APHONIE CONSÉCUTIVE

A LA LIGATURE

DE L'ARTÈRE CAROTIDE.

L'abolition plus ou moins complète de la voix a été à diverses reprises signalée parmi les accidents consécutifs que peut amener la ligature de l'artère carotide primitive. Ce n'est point un symptôme cérébral, car si l'on voit cette lésion fonctionnelle coïncider dans certains cas avec des phénomènes paralytiques ou autres, attribuables à un trouble de la circulation encéphalique (faits de Magendie[1], de Mettaner[2], de M. Richet[3] etc.), on l'a observée plus fréquemment encore en l'absence de tout phénomène pouvant être rapporté à cet ordre de causes.

Il était du reste, *à priori*, rationnel d'invoquer bien plutôt, en se fondant sur les rapports anatomiques du tronc carotidien, quelque lésion accidentelle des nerfs incitateurs de l'organe de la voix : aussi, à une époque très-reculée déjà, Galien, interprétant les résultats des expériences de compression faites par Rufus d'Éphèse sur l'homme, et ceux que lui avaient révélés les opérations de ligature des carotides chez

[1] *Bulletin de Férussac*, XII, p. 253.
[2] *Gaz. méd. de Paris*, 1851, p. 24.
[3] *Gaz. des hôpit.*, 1859, p. 424.

les animaux, avait-il attribué les troubles de la phonation sur-
venus dans ces circonstances à la compression ou à la ligature
simultanée du nerf satellite de l'artère, du pneumogastrique [1].

A l'article *Carotide* du *Dictionnaire en 50 volumes*, P. Bé-
rard signale, pour la réfuter, l'opinion de Horner, qui plaçait
la source de l'aphonie dans la suppression brusque du sang
arrivant au larynx par l'artère thyroïdienne supérieure : il ad-
met comme probable, pour le cas de ce chirurgien [2], l'é-
treinte, dans la ligature, du nerf récurrent; c'est également
la manière de voir émise à ce sujet par M. Norris [3].

Si l'on a égard toutefois aux circonstances dans lesquelles
s'est en général présentée cette complication, à sa durée ha-
bituellement éphémère et à l'absence de symptômes graves
concomitants, si l'on observe d'autre part qu'elle a été cons-
tatée par des opérateurs entre les mains desquels l'isolement
parfait du tronc artériel ne saurait être un instant mis en
question, l'on se refusera à admettre qu'elle ait eu à recon-
naître en réalité pour cause, dans ces conditions, la ligature
d'un nerf aussi important que le pneumogastrique, non plus
même que celle de son rameau récurrent, assez éloigné d'ailleurs de l'artère, dans le sillon qui sépare la trachée de l'œso-
phage.

Cette considération a porté les chirurgiens à se tourner
plutôt, dans l'interprétation physiologique de cet incident,
vers les ramifications secondaires du nerf phonateur ou vers
celles même de certains nerfs voisins. Dans une curieuse observation adressée en 1856 à la Société de chirurgie, et in-
sérée *in extenso* dans la *Gazette médicale de l'Algérie* [4],

---

[1] Morgagni, *De natura et causis morbor.*, epist. XIX.

[2] *Arch. génér.*, 2ᵉ série, I, p. 572.

[3] *On tying the carotid arteries*, 2ᵉ série, nᵒ 19. *American Journ.
of medic. science*, 1847, t. XIV.

[4] 1857, nᵒ 1, p. 1.

M. A. Bertherand rappelle le plexus formé sur les côtés du larynx par les filets anastomotiques qu'a décrits M. Huguier[1] entre le nerf récurrent et les nerfs laryngé supérieur et grand sympathique, plexus contigu dans toute sa hauteur à l'artère carotide qui le recouvre en dehors; quelques-uns de ces filets peuvent bien, pense-t-il, se trouver pincés dans la ligature; « les ramuscules multipliés du plexus cervical et du grand hypoglosse, unis pour animer les muscles sous-hyoïdiens, sont également très-exposés; le tronc de la carotide se trouve d'ailleurs embrassé de toutes parts par des filets du grand sympathique, dont M. Claude Bernard a démontré l'influence sur le larynx. »

Dans son rapport sur le mémoire de M. Bertherand, M. Giraldès[2], discutant le point qui nous occupe en ce moment, émet, pour sa part, l'hypothèse d'une compression du nerf principal ou de ses dépendances par un exsudat plastique parti de la plaie de la ligature.

Une variante de cette opinion, qui nous paraît mieux en rapport, pour la généralité des cas, avec le rétablissement parfois si prompt de la fonction lésée, la compression des mêmes organes par une infiltration sanguine, a été avancée en 1859 par M. Chassaignac[3], à l'occasion de l'un de ses opérés, chez lequel s'était produite, après la ligature de la carotide, une aphonie qui s'était dissipée derechef au bout de trente-six heures. Cette résolution rapide paraît être du reste la règle; elle est également notée dans les cas de M. Barrier[4] et de M. Richet[5]; chez l'opéré de M. Fenin, dont nous avons publié l'observation dans notre mémoire : *Des effets produits*

---

[1] Sappey, *Anat. descript.*, II, p. 402.

[2] *Gaz. des hôpit.*, 1857, p. 128.

[3] *Gaz. des hôpit.*, 1859, p. 424.

[4] *Gaz. méd. de Paris*, 1848, p. 774.

[5] *Gaz. des hôpit.*, 1859, p. 424.

sur l'encéphale par l'oblitération des artères qui s'y distri-
buent, 1860, p. 46, l'aphonie avait disparu au bout d'une
quinzaine de jours. Elle avait duré plus longtemps pour le
cas de Robert[1], puisque la voix n'y était redevenue entièrement normale qu'après quatre à cinq mois.

Quant au malade de M. Bertherand, chez lequel l'aphonie
s'est maintenue durant plusieurs années (elle a été à peu près
complète pendant plus de deux ans, et lorsque nous eûmes
l'occasion de voir le malade, six ans après l'opération, la
voix n'avait pas encore repris la netteté de son timbre), nous
pensons que les conditions au milieu desquelles s'est produit
ce phénomène pourraient bien lui assigner une catégorie ex-
ceptionnelle. Il y avait eu plaie par arme à feu des régions
zygomatique et mastoïdienne ; une surdité complète du côté
blessé avait succédé à la sortie par le conduit auditif externe
de plusieurs esquilles osseuses ; en même temps que l'abolition de la voix, laquelle n'est du reste point signalée comme
ayant succédé immédiatement à l'opération, s'était manifesté
un degré notable de dysphagie, qui s'est changée plus tard
en une anesthésie, restée permanente, du côté correspondant
du pharynx[2] ; le cas dès lors nous paraît, au point de vue de
l'interprétation physiologique de l'aphonie, assez complexe,
et nous ne serions pas éloigné d'y voir, à la décharge peut-
être de l'opération de ligature, l'effet du travail pathologique

---

[1] *Gaz. des hôpit.*, 1849, p. 421, et 1851, p. 33.

[2] Nous avons nettement constaté tous ces détails dans une entrevue
que M. Bertherand a bien voulu nous ménager avec l'opéré, en mai
1860 ; pour ce qui est spécialement du pharynx, le sujet n'a, dans
toute la moitié gauche, qu'une perception très-imparfaite du passage
des aliments : il lui est notamment impossible d'en apprécier, même
approximativement, le degré de température ; ce phénomène est surtout saillant lorsqu'il avale des liquides en se penchant du côté malade,
de manière à isoler, pour ainsi dire, de leur contact la muqueuse du
côté opposé.

provoqué consécutivement par le traumatisme dont la lésion bien avérée du rocher atteste la profondeur, et dont serait coïncidemment justiciable la modification survenue dans la sensibilité pharyngienne (lésion — ou compression par des exsudats — du plexus nerveux pharyngien).

Dans tous les cas où l'aphonie n'a duré que très-peu de temps, il faut, ce nous semble, renoncer à l'idée d'une division ou d'une étreinte dans la ligature de filets nerveux quels qu'ils soient, quand ce ne seraient que ceux mentionnés plus haut du plexus laryngé ou du grand sympathique; pour ce qui regarde le plexus sous-hyoïdien, on sait qu'il ne fournit à aucun des muscles intrinsèques du larynx.

Il serait ensuite, à vrai dire, étonnant que l'aphonie, s'il y avait lieu réellement d'invoquer la lésion (ou la constriction) des filets sympathiques rampant sur la carotide, ainsi que l'ont supposé M. Richet[1] et — subsidiairement — M. Bertherand, ne fût point un symptôme, sinon constant, tout au moins très-fréquent, à la suite de la ligature de cette artère. Or, sur 217 cas contrôlés (en comptant pour 2 ceux où les deux carotides furent liées successivement) que nous avons réunis dans notre mémoire sus-mentionné : *Des effets produits sur l'encéphale* etc., nous ne l'avons vu consigné qu'un petit nombre de fois. Nous admettrons volontiers que dans plusieurs de ces observations les auteurs auront omis de signaler l'altération, peut-être d'ailleurs peu accusée, de la voix; l'on pourra bien objecter aussi que l'existence de rameaux sympathiques sur la carotide primitive n'est pas une disposition anatomique constante, puisque certains auteurs[2] ne les ont constatés qu'à partir du ganglion inter-carotidien et de l'embranchement des carotides interne et externe.... Mais alors nous arguerons du

---

[1] *Loc. cit.*

[2] Voy. Cruveilhier, *Anat. descript.*, IV, p. 741, 3e édit.

fait même qui sert de texte au présent travail, et où l'on verra l'aphonie survenir sans constriction du fil, toutes les autres conditions de l'opération se trouvant d'ailleurs ménagées.

Une névrite passagère du pneumogastrique (M. Broca [1]) peut expliquer l'aphonie temporaire, mais la théorie de la compression du nerf par une infiltration sanguine (M. Chassaignac) et surtout celle de sa *contusion* accidentelle (Robert, M. Bertherand) pendant la manœuvre opératoire, nous paraissent rendre plus aisément compte de l'instantanéité du phénomène inscrite dans la plupart des cas. Cette dernière hypothèse (celle de la contusion) s'accorde mieux ensuite que la précédente avec la rareté relative de cette complication, qui devient bien dès lors, comme ce doit être, un *accident* opératoire.

Pas n'est besoin de déclarer que nous ne nous préoccupons ici que de l'étiologie des cas où aucune lésion directement appréciable des nerfs ne peut être invoquée. Dans le premier fait qui souleva une discussion sur ce point à la Société de chirurgie (29 août 1849), l'autopsie, en révélant à l'opérateur une solution de continuité du nerf de la dixième paire, accidentellement atteint dans l'extirpation d'un ganglion cancéreux [2] (la ligature de la carotide avait été pratiquée préalablement à l'ablation d'une tumeur carcinomateuse du fond de la gorge), donnait de l'aphonie une explication catégorique qui dispensait de toute autre interprétation. L'aphonie, du reste, avait été, chez ce sujet, absolue, tandis que dans la plupart des cas sur lesquels roule cette discussion, l'altération signalée de la voix consistait plutôt en un grand affaiblissement, avec raucité toute particulière de son timbre.

Les considérations qui précèdent nous paraissent corroborées

---

[1] Broca, *Traité des anévrysmes*, 1856, p. 481.

[2] *Gaz. des hôpit.*, 1849, p. 421, et Vidal, *Pathol. externe*, 4e édit., t. I, p. 714.

par le fait suivant, que nous avons eu l'occasion de rencontrer nous-même, et dont il nous a été donné de compléter l'observation en lui appliquant le contrôle de l'examen cadavérique.

Obs. *Cancer de la parotide. Extirpation. Ligature d'attente préalable sous la carotide primitive. Aphonie temporaire, dissipée après quarante-huit heures. Mort le 47ᵉ jour. Autopsie.*

Pierre Pàris, âgé de vingt-six ans, ouvrier mécanicien, d'une complexion en apparence forte, mais d'un tempérament lymphatique, sans antécédents de famille diathésiques, vint nous consulter dans les premiers jours de septembre 1862, pour une tumeur de la région parotidienne droite, dont l'invasion remontait à environ un an. A cette époque il avait commencé à s'apercevoir de l'apparition d'une petite grosseur dure, mobile, située en bas et en arrière de l'apophyse mastoïde; presque simultanément s'en était manifestée une autre de même apparence, en avant de l'oreille, dans l'espace parotidien : celle-ci était restée également quelque temps *mobile*, puis s'était enclavée de plus en plus, en se développant, derrière la mâchoire, de manière à en borner graduellement les mouvements. Au bout de quelques mois, toute la région s'était trouvée envahie, et les deux tumeurs s'étaient rejointes pour se confondre.

Quand nous vîmes le malade, la masse, dure, rénitente, irrégulièrement bosselée, proéminait dans la région latérale et supérieure du cou, depuis la ligne médiane de l'occiput d'une part jusqu'au bord antérieur du masséter, et d'autre part en hauteur depuis l'apophyse zygomatique jusqu'au cartilage thyroïde du larynx, en embrassant la moitié interne de la branche horizontale de la mâchoire. Elle avait aplati le conduit auditif, dédoublé le lobule de l'oreille et déterminé depuis deux mois une paralysie faciale du côté correspondant. On ne pouvait lui imprimer le moindre mouvement. La peau, tendue et très-amincie, était en deux endroits rouge et prête à s'ulcérer : derrière l'apophyse mastoïde et en avant de l'oreille. Les vives douleurs dont la tumeur était le siége enlevaient depuis plusieurs semaines tout repos au malade, et l'impossibilité presque absolue de desserrer les dents le sevrait déjà forcément de tout aliment solide.

Nous n'avions point dissimulé au patient les difficultés de la situation. Pour nous, si l'immobilité actuelle de la tumeur et la paralysie du nerf facial semblaient accréditer, *à priori*, une dégénérescence de la glande parotide elle-même, la marche du mal au début, et la mobilité bien avérée de la tumeur dans les premiers temps, pouvaient par contre nous faire supposer que nous avions affaire à des ganglions cancéreux développés dans l'épaisseur ou à la surface de la glande, et nous ménageaient la chance possible de trouver la parotide saine, refoulée derrière la tumeur et simplement atrophiée, ainsi que les auteurs en signalent de nombreux exemples, ou tout au moins — en supposant que le parenchyme lui-même se fût consécutivement altéré — indemne pourtant encore dans quelques-uns de ses points, comme dans l'observation relatée en février 1849 par M. Monod [1]. La déglutition et la respiration étaient d'ailleurs parfaitement libres, l'état général jusqu'à ce moment resté satisfaisant ; l'affection semblait bien localisée. Ces conditions nous parurent assez propices encore en cette grave occurrence pour justifier l'opération.

Nous la pratiquâmes le 22 septembre 1862, à la maison de santé des Diaconesses de Mulhouse, avec l'obligeante assistance de MM. les docteurs Weber, Klippel, Kestner et Schœllhammer.

La perspective de la division à peu près inévitable du tronc de la carotide externe, la crainte que la tumeur, dont les limites profondes nous échappaient, ne présentât des rapports étroits avec la carotide interne elle-même, la difficulté que devait présenter — le cas d'urgence échéant et jusqu'à ce qu'on eût eu le temps de découvrir le vaisseau — la compression de la carotide primitive en raison de la très-grande brièveté du col chez ce sujet (nous avons d'autre part fait remarquer déjà que la tumeur descendait jusqu'au-dessous du larynx, ce qui empêchait d'aborder la carotide externe), nous engagèrent à commencer l'opération par l'application d'une ligature d'attente sous le tronc carotidien primitif [2].

---

[1] *Gaz. des hôpit.*, 1849, n° 22, p. 89.

[2] M. le professeur Sédillot, se fondant sur les résultats de son expérience personnelle, condamne, dans les cas d'extirpation de la parotide, la ligature préalable de la carotide primitive, conseillée et mise en pratique par plusieurs chirurgiens : il la considère comme

Ce temps de l'opération ne présenta d'autre particularité que la grande profondeur de l'artère, circonstance due à ce que la tumeur, plongeant sous le muscle sterno-mastoïdien dans sa partie supérieure, soulevait ce muscle avec la peau, et l'éloignait d'autant de la région des vaisseaux.

La gaîne fut ouverte à sa partie antérieure, et l'artère ayant été exactement isolée, ainsi que le constatèrent tous les assistants, un double fil d'attente fut passé au-dessous d'elle.

Le sommet de l'incision, qui découvrait déjà la partie inférieure de

---

inutile, parce qu'en raison de la largeur des anastomoses qui unissent les deux carotides externes, elle ne remédierait point aux hémorrhagies, et comme dangereuse, parce qu'elle constitue une complication par elle-même grave et fréquemment suivie d'accidents mortels, cérébraux ou autres (*De la section des artères dans l'intervalle de deux ligatures* etc., 1850, p. 43, et *Médecine opératoire*, 1855, t. II, p. 27).

Nous ne pouvons que nous ranger, en principe, à l'opinion de notre éminent maître. Dans la très-grande majorité des cas, c'est en effet la carotide externe qui seule devra se trouver lésée ; mais lorsque les limites mal accusées de la tumeur font prévoir des difficultés possibles du côté de la carotide interne elle-même, que d'autres circonstances encore donnent lieu d'appréhender, comme chez le sujet de notre observation, certains obstacles à l'hémostasie — en cas de lésion des gros troncs — dans des tissus d'ailleurs indurés, et où la ligature rapide des bouts divisés peut devenir difficile, nous pensons qu'un fil d'attente passé sous la carotide primitive offre un élément précieux de sécurité à l'opérateur : la constriction de la ligature, jointe même, le cas échéant, à la compression de la carotide opposée, étant de nature à rendre, à un moment donné, un réel service.

Lors de la mémorable discussion sur les ligatures préliminaires, soulevée en 1863 par M. Verneuil à la Société de chirurgie, plusieurs faits ont été rappelés dans lesquels des ligatures d'attente, maintes fois utilisées dans le cours de l'opération, avaient été appliquées pour des cas analogues au nôtre par des chirurgiens qui n'avaient pas cru devoir recourir d'emblée à la mesure plus radicale de la ligature préalable.

la tumeur, fut prolongé ensuite sur elle jusqu'à la région temporale ; une autre incision, perpendiculaire à la première, conduite un peu au-dessus de l'angle de la mâchoire, depuis le milieu de la joue jusqu'à l'occiput, permit de disséquer et de rabattre quatre larges lambeaux et d'attaquer la tumeur à ses limites.

La partie correspondant à l'articulation temporo-maxillaire et au conduit auditif fut dégagée sans peine aucune, ainsi que celle située en avant du masséter, jusqu'à la branche verticale de la mâchoire ; quant à la partie postérieure, elle embrassait l'apophyse mastoïde, en passant sous le sterno-mastoïdien, dont les fibres superficielles refoulées en haut étaient étalées à sa surface, tandis que le reste du muscle se trouvait englobé dans son épaisseur même : aussi fut-il nécessaire de le couper en travers vers son quart supérieur, ainsi que le ventre postérieur du digastrique, dont l'insertion avait également disparu dans la masse morbide.

La dissection de la partie profonde fut alors effectuée, en allant de bas en haut, du col vers la tête, afin de s'assurer des gros vaisseaux ; on arriva ainsi, en procédant avec les plus grandes précautions et liant au fur et à mesure les artères sectionnées, sur l'apophyse styloïde et ses muscles, au fond même de l'excavation parotidienne, où furent coupées, en avant de ligatures préalables, les dernières portions du tissu malade. La veine jugulaire et la carotide interne se trouvaient à découvert, mais leur gaîne intacte cachait le nerf pneumogastrique. L'artère carotide externe pouvait être suivie dans la plaie jusqu'au bord vertical de la mâchoire : il nous eût été aisé de la couper entre deux ligatures et d'en enlever la partie supérieure avec l'origine de la maxillaire interne pour mieux nettoyer encore le fond de la région, dont l'ablation des muscles digastrique et sterno-mastoïdien à leur insertion supérieure facilitait du reste l'abord ; mais des flocons de graisse retirés, aux côtés du vaisseau, de la fosse zygomatique, nous ayant paru sains, de même qu'à l'assistance, nous crûmes pouvoir épargner au malade ce complément de l'opération. Nous avions d'ailleurs présent à l'esprit ce fait anatomique, que l'artère carotide externe n'est pas toujours complétement enveloppée par la parotide, mais parfois logée dans une simple gouttière de cette glande que l'on peut, dans ces cas, enlever en totalité sans lésion du vaisseau ; dans l'opinion de MM. Nélaton, Denonvilliers, Gosselin,

Monod (Société de chirurgie, séance du 7 février 1849[1]), cette disposition serait même loin d'être rare.

Toutes les branches de la carotide externe, à partir de l'occipitale, — abstraction faite de sa terminaison principale, la maxillaire interne, mais y comprise l'artère temporale, divisée à la hauteur de l'articulation temporo-maxillaire, dans la dissection du bord supérieur de la tumeur — avaient été successivement ouvertes, ainsi qu'une grosse veine débouchant dans la jugulaire interne. Le nerf facial, englobé dans la masse morbide, avait été également sectionné.

Les artères ayant pu être liées sans encombre, nous ne nous trouvâmes pas dans la nécessité de serrer le fil de la carotide primitive.

Points de suture aux angles de la plaie; pansement aux boulettes de charpie.

Poids de la tumeur, constituée par du tissu encéphaloïde, ramolli déjà en plusieurs points : 420 grammes.

Le malade avait été maintenu durant une heure et demie sous l'influence du chloroforme. A son réveil, le caractère voilé et le grand affaiblissement de sa voix nous frappèrent; nous n'y attachâmes toutefois dans l'abord guère d'importance, pensant que ce phénomène pouvait bien être mis sur le compte de l'affaissement général résultant de l'opération. Mais à notre visite du soir, trois heures après l'opération, nous n'eûmes aucune peine à nous convaincre, de même que M. le docteur Kestner qui nous accompagnait, qu'il s'agissait d'une modification toute spéciale survenue dans la phonation, dont le timbre rauque et grave, par instants même presque imperceptible, ressemblait très-exactement — et quelque effort que fît le sujet pour en élever le ton — au son lointain d'une corde de basse. L'état général du malade s'était d'ailleurs parfaitement remonté.

Cette aphonie se maintint avec les mêmes caractères le lendemain 23 septembre. Le matin du 24, la voix était déjà notablement moins rauque; le jour d'après, elle redevenait normale.

Les suites immédiates de l'opération furent aussi satisfaisantes que possible : il n'y eut pas d'hémorrhagie; la plaie se couvrit rapide-

---

[1] *Gaz. des hôpit.*, 1849, n° 22, p. 89.

14

ment de bourgeons charnus ; ses angles se réunirent même par première intention. Au bout de quatre semaines, il ne restait de cette
vaste solution de continuité qu'une partie transversale, presque entièrement comblée, limitant le bord inférieur du lambeau mastoïdien,
et rejoignant en dedans la plaie verticale sur les confins de l'excavation parotidienne, au fond de laquelle proéminait toujours encore
la pointe de l'apophyse styloïde ; les prolongements de la plaie vers
le cou et du côté de la joue étaient complétement cicatrisés. Le conduit auditif était libre, les mouvements de la mâchoire avaient repris
une notable étendue, le malade mangeait de bon appétit et se levait
depuis près d'une semaine : nous pensions en un mot avoir tout lieu
de nous féliciter du résultat de notre opération, quand le *trente-
deuxième jour* survint un frisson violent qui se répéta à des inter-
valles irréguliers les jours suivants et s'accompagna de suite d'un
affaissement profond, sur lequel le sulfate de quinine, l'aconit, les
toniques etc. restèrent sans aucune prise. En même temps la plaie
devenait blafarde, grisâtre ; la suppuration entièrement tarie était
remplacée par une sérosité sanieuse et fétide ; les tissus voisins, du
côté surtout de l'occiput, s'engorgeaient rapidement ; des ganglions
se développaient au col ; de fréquents vomissements, de la dyspnée,
de la toux, un commencement de dysphagie et d'aphonie indiquaient
bientôt après que l'infiltration des tissus s'étendait également vers la
profondeur, du côté de la gaîne des vaisseaux et du pneumogastrique.

Mort le 7 novembre, 47e jour, dans ces symptômes septicémiques.

L'*autopsie* fut faite seize heures après la mort, en présence de
MM. les docteurs Kestner et Schœllhammer.

Le tissu cellulaire sous-cutané de la nuque et de la partie latérale
supérieure du col était le siége d'un engorgement dur, offrant tous les
caractères d'une infiltration cancéreuse, et qui s'étendait également
aux parties plus profondes, dans le voisinage de la plaie. On notera
que c'est dans les points précisément où il ne pouvait y avoir aucun
doute sur l'ablation complète du mal, en arrière de l'apophyse mastoïde, au devant et dans l'intervalle des muscles splénius, grand
complexus, angulaire etc., que cette infiltration était surtout considé-
rable. La partie supérieure de l'espace parotidien, au niveau du conduit auditif et de l'articulation temporo maxillaire, était en partie

comblée par des bourgeons cicatriciels; mais le fond de la région
présentait un clapier court, sanieux, étroit, qui s'étendait en avant
de la gaîne de la carotide et de la jugulaire internes, jusqu'à la base
du crâne.

La carotide externe traversait, à l'entrée de la fosse zygomatique,
des parties infiltrées, de même aspect que celles dont il vient d'être
question; mais il n'existait en arrière d'elle aucun tissu qui dût être
considéré avec certitude comme un reste non enlevé de la parotide
malade, et nous pûmes rester convaincu que l'artère, ainsi que nous
disions l'avoir constaté au moment de l'opération, ne s'était point
trouvée enveloppée par la glande. Il y avait par contre, au côté externe
du vaisseau et dans l'épaisseur des muscles styliens, des bosselures qui
doivent avoir été le point de départ de la récidive. Ces parties avaient
paru saines au moment de l'opération, et nous en sommes à regretter
de n'avoir pas, ainsi que nous en avions eu un instant l'intention,
enlevé le tronçon correspondant de la carotide jusqu'à la maxillaire
interne, de façon à vider avec plus de certitude encore le fond de
l'excavation de tout son tissu cellulaire ou graisseux. Nous pensons
donc que ce n'est que très-exceptionnellement et même alors que la
carotide se laisse énucléer de la partie postérieure de la tumeur, dans
les cas seulement, par exemple, où celle-ci se montrerait bien nettement circonscrite, comme enkystée, que l'on pourra se dispenser de
ce complément de l'opération.

Nous relèverons l'acuité avec laquelle s'était produite cette espèce
d'infection cancéreuse. De nombreux ganglions malades, encore peu
volumineux, le long des vaisseaux du cou et au-dessus de la clavi-
cule, témoignaient de la généralisation rapide du mal, qu'attestaient
d'ailleurs encore des noyaux cancéreux multiples développés en divers
points du parenchyme pulmonaire et dans les ganglions bronchiques;
il n'y en avait ni dans le foie ni dans les reins. Double pneumonie
hypostatique. Cœur et cerveau sains.

Au niveau de l'ancienne plaie carotidienne, les tissus profonds, à
part quelques petits ganglions, étaient sains, et nous avons pu nettement y vérifier l'état respectif des organes. Le nerf pneumogastrique
ne présentait rien que de parfaitement normal; mais à son côté interne, en arrière de l'artère et à la surface des muscles prévérté-
braux, existaient des traînées ecchymotiques, dernier reste d'une

infiltration qui devait dès lors avoir été assez étendue. Une rainure transversale bien accusée marquait la trace du séjour pourtant si éphémère du fil à la surface interne de la gaîne ; ce point était en rapport immédiat avec le nerf, qui devait presque inévitablement avoir été froissé par la sonde, soit pendant l'isolement du vaisseau, soit au moment de l'engagement du fil.

C'est à cet incident probable du manuel opératoire, ou concurremment peut-être aussi — bien que sur un plan secondaire, — à l'infiltration sanguine, dont après quarante-sept jours l'autopsie montrait encore des traces, qu'est due l'aphonie dont fut affecté le malade durant les deux premiers jours[1].

Toujours notre fait prouve-t-il que la constriction de la ligature n'est pour rien dans le phénomène qui nous occupe. Il vient, sous ce rapport, à l'appui de la manière de voir qui implicitement ressort de l'observation de Robert, lequel, dans le cas qu'il a publié, avait vu l'aphonie survenir d'une manière subite au moment du passage de l'aiguille de Cooper, et avant que le fil eût été serré.

---

[1] Nous croyons devoir aller au devant d'une objection que l'on serait peut-être porté à nous faire : à savoir, si la cause de l'aphonie ne pourrait être recherchée plus haut, au niveau de la plaie même de la tumeur. Mais en faisant observer que les vaisseaux, dans le point où ils s'étaient trouvés à découvert pendant l'opération, n'avaient point été touchés par l'instrument, que leur gaîne était restée parfaitement intacte, que le nerf de la dixième paire, caché et protégé par elle, n'avait même point été aperçu, que d'ailleurs l'altération de la voix s'était dissipée avant la levée du premier pansement pour ne se plus reproduire les jours d'après..., nous aurons enlevé d'avance, pensons-nous, tout poids à cet argument.